DES QUALITÉS

ET

DES DEVOIRS

DU MÉDECIN

PAR

LE Dʳ H. FRÉMINEAU FILS

Ex-Médecin et Chirurgien interne des hôpitaux de Paris, Lauréat de la Faculté de médecine, 1852; Médecin du bureau de bienfaisance du huitième arrondissement, Membre du cercle médical, ancien élève de MM. Roux, J. Cloquet, etc.

> Le vrai philosophe est celui qui pardonne
> aux autres comme s'il faisait lui-même tous
> les jours des fautes, et qui s'abstient d'en faire
> comme s'il ne pardonnait rien à personne.
>
> F. SCHULZ, *Aph.*

PARIS

CHEZ L'AUTEUR

RUE SAINT-LOUIS, 23, AU MARAIS

1857

DES QUALITÉS

ET DES

DEVOIRS DU MÉDECIN

> Le vrai philosophe est celui qui pardonne aux autres comme s'il faisait lui-même tous les jours des fautes, et qui s'abstient d'en faire comme s'il ne pardonnait rien à personne.
>
> F. Schulz, *Aph.*

S'il est au monde une profession qui exige et impose l'obligation d'une morale sévère, l'idée de la noble mission et des devoirs que l'homme doit accomplir, c'est bien la profession médicale.

Pour la remplir noblement, il faut que l'homme trouve dans sa conscience un stimulant continuel de son activité et de son dévouement; à peine l'écho lointain d'une douleur à soulager se fait-il entendre, riche ou pauvre, pour l'homme qui souffre, le médecin qui obéit au doux sentiment de charité qui fait appel à son âme généreuse doit toujours se trouver infatigable.

C'est surtout dans les rangs inférieurs de la société que la maladie, dépouillée de tout ce qui en déguise la laideur, choisit sa victime; c'est là que le médecin doit moins que jamais laisser la pitié défaillir dans son âme: plus la misère sera grande, plus le tableau en sera repoussant, plus il devra mettre de côté tout sentiment de dégoût et de répulsion, et, faisant abnégation de lui-même, répandre les bienfaits de la science.

Pour le médecin qui comprend la sainte mission qu'il embrasse, la maladie est un terrible niveau qui n'admet pas de rangs, elle frappe les grands et les riches comme les pauvres, et l'homme de l'art doit, avec le même sentiment d'humanité, porter ses secours avec une égale charité à tout ce qui souffre.

On se plaint chaque jour que parmi les professions libérales, on voit baisser de plus en plus l'estime pour ceux qui les exercent, et déchoir du rang auquel les

appelle l'incontestable supériorité de ceux qui les exercent, c'est que peu sont mus par l'idée du devoir et du
dévouement à l'intérêt commun.

Il y a cependant encore de ces hommes qui compren-
nent la dignité et les devoirs sacrés de cette noble profession, dont ils savent dignement remplir le sacerdoce;
c'est à ceux-là qu'il faut demander secours, c'est dans
l'âme sympathique de ces hommes que vous trouverez
les consolations qu'en vain vous demanderez à d'autres,
car ce sont ceux-là qui, comprenant la responsabilité
qui pèse sur eux, quand on vient leur confier le bien le
plus précieux, la vie des siens, s'efforcent, par une vie
consacrée au progrès de la science et à la morale, d'offrir cette double garantie; il y a, croyez-le bien, dans
le cri de douleur de notre semblable, une mystérieuse
sympathie qui, même chez l'âme la plus vénale, fait
taire le sentiment de l'intérêt personnel pour faire
place au libre dévouement, et si parfois le médecin
vous paraît impassible devant vos souffrances, ne croyez
point que c'est chez lui de l'insensibilité, c'est du sang-
froid, guidé qu'il est par l'amour de sa profession et par
la charité chrétienne.

L'étude de la médecine et des sciences qui en font le

cortége, est de toutes celle qui est la plus propre à développer au plus haut degré le sentiment de la morale la plus sévère et de la plus belle religion de l'âme, le spiritualisme. Les sciences médicales sont faites pour élever l'âme de l'homme aux plus nobles conceptions, et pour exciter en lui les plus nobles instincts à mesure que la science soulève pièce à pièce un lambeau du voile qui couvre les admirables secrets de la nature, et livre à l'homme les types d'une organisation admirable dans l'harmonie de ses détails.

« C'est en remontant à la nature de l'homme, dit Cabanis, en étudiant les lois de son organisation et les phénomènes de la sensibilité qu'on voit combien la morale est une partie essentielle de ses besoins, que le seul côté par lequel les jouissances puissent être indéfiniment étendues est celui de ses rapports avec ses semblables, que son existence s'agrandit à mesure qu'il s'associe à leurs affections; être honnête homme est le plus indispensable caractère du bon sens.

» L'habitude des actions utiles aux hommes, des sentiments bienveillants et généreux, perpétue dans l'âme les vives émotions de l'humanité, que bien peu sont assez malheureux pour ne pas avoir éprouvées. En

liant ses affections aux destinées de ses semblables, le
sage se soustrait à l'empire de la fortune, et dans cet
asile élevé, où il déplore les erreurs des hommes, son
bonheur se compose des sentiments les plus exquis. »
C'est bien là, en effet, pour l'homme de bien tel que le
dépeint Horace :

> « Justum et tenacem propositi virum.
>
> . . . .
>
> » Si fractus illabatur orbis,
> » Impavidum ferient ruinæ. »

la plus douce des jouissances que la vie de l'âme, la
vie immatérielle, où, faisant abstraction du moi, on ne
vit que dans le but d'agrandir et d'élever son âme ; pour
nous, la vie c'est le travail de la volonté qui tend à soumettre les forces extérieures par ses conquêtes sans fin,
à soumettre l'état de l'individu sans changer son es-
sence.

Le médecin ne doit compte qu'à Dieu de ses déter-
minations au sujet de la vie, et la pensée de Dieu doit
toujours être présente pour le diriger au milieu des
écueils nombreux de sa profession ; tout homme qui
souffre, pour lui devient un frère ; riche ou pauvre il a
droit aux mêmes secours, il doit l'accueillir avec la

même bonté, les mêmes sentiments affectueux, et si parfois il sent sa conscience faillir, il doit la retremper aux enseignements du christianisme, dont toute la doctrine se résume si bien dans le mot charité, qui s'allie si merveilleusement avec une profession dont le but suprême est le soulagement des souffrances humaines.

Le médecin doit, par toutes les ressources de la science, développer son intelligence, car l'activité spontanée est la condition de l'existence, elle a pour but le développement des forces intellectuelles: agir c'est vivre. Procédant par les lois de la plus stricte logique, il doit se former un jugement juste : et en effet, s'il tirait une conclusion fausse de principes vrais au point de vue des symptômes et du diagnostic, l'application thérapeutique dévierait, et que deviendraient alors la santé et la vie du malade? C'est donc là une des qualités sans lesquelles il n'y a point de médecine possible, en l'absence de laquelle les conséquences les plus fatales auraient lieu.

Il doit se tenir sans cesse au courant des progrès que chaque jour font les sciences, sa vie doit être une étude de tous les moments, une éducation continuelle, car s'il se bornait à une routine habituelle, ce ne serait plus par amour pour l'humanité, mais par spéculation qu'il se livrerait à sa profession; et alors où serait cet instinct qui conduit à faire le bien? que deviendrait ce stimulant qui entretient l'ardeur de l'homme de l'art? Cet homme serait dangereux, et sa conscience doit lui crier chaque jour que dès lors qu'il ne peut plus être utile à l'humanité, il doit se retirer, car être utile à tous, voilà le but de notre profession. Le médecin doit s'imposer les devoirs de la plus stricte morale, de la conduite la plus régulière et la plus irréprochable; sous ce rapport, sa maison devrait être de verre, comme le voulait pour le magistrat un sage de l'antiquité, afin que rien ne puisse échapper au public; car, introduit dans les familles, appelé à recevoir les secrets les plus intimes des âmes souffrantes, il doit offrir à cette confiance une âme pure, délicate, pleine de respect et de déférences, qui réponde aux devoirs sacrés qu'impose un pareil sacerdoce. Il est des hommes, peut-être, qui s'affublent de cet extérieur comme d'un vêtement qui leur sert de laisser-passer dans le monde, mais le bon sens populaire ne se laisse point abuser longtemps à ce déguisement et sait en faire justice : ce sont de nobles traits, une noble et douce expression de tristesse affectueuse empreinte sur la figure du médecin, une voix sympathique et qui parle à l'âme, qui vous révéleront un cœur sensible à vos souffrances, esclave du devoir, car il existe toujours une harmonie entre la beauté physique et la beauté morale, et les passions bonnes ou mauvaises laissent toujours empreint sur les traits de l'homme qui les a le cachet indélébile des traces qu'elles y ont imprimées.

Cette consécration à ces devoirs de toute sorte et de toute nature est d'autant plus commandée au médecin, que pour l'homme de science la vie est bien courte; en effet, en supposant qu'il vive soixante-quinze ans, ce qui est la durée la plus habituelle de la vie, si vous supprimez un quart pour le sommeil, un quart pour l'éducation, comprenant l'enfance et la jeunesse; un huitième pour les repas, un huitième pour le temps perdu variablement, en supposant qu'il ne soit point malade, voyez à combien se réduit le temps où l'homme a pu réellement vivre d'une manière intelligente: dix-neuf ans; les trois quarts, au minimum, de son existence n'ont pas été employés, et quand il se trouve continuellement vis-à-vis de la mort, dans toute sa nudité, n'est-ce pas le stimulant le plus puissant pour qu'il se consacre corps et âme aux saints devoirs de notre belle professions, qu'il tâche de réparer, par l'activité intellectuelle et physique, la courte durée des années pendant lesquelles

l'homme vraiment intelligent est appelé à vivre et à
voir le côté sérieux de la vie ? car, un pied dans la tombe,
il voit que, malgré ses efforts, la nature n'a soulevé
qu'un bien petit coin du voile dont elle couvre ses mys-
tères ; et pour mourir sans regret d'avoir vécu, il faut
avoir mené une vie chrétienne, qui, bien remplie, e
laisse aucun regret, aucun vide dans le passé.

Une vie aussi remplie que l'est celle du médecin laisse
peu de place à la vie intérieure, et cependant, malgré
que quelques hommes aient prétendu que le médecin,
comme le prêtre, devait se livrer au célibat, le monde
étant pour lui la plus belle et la plus grande famille,
pourquoi le priverait-on des douceurs de la vie de famille ? Est-ce parce qu'à lui, elle impose plus qu'à tout
autre des devoirs sérieux ? au contraire, l'homme intelligent trouvera dans ces devoirs une nouvelle source
d'émulation ; plus que tout autre appelé par son éducation à avoir une âme, une intelligence moins rugueuse
et plus finie, époux, mieux que tout autre, il saura com-
prendre combien la femme, douée d'une organisation
plus vive, plus impressionnable et plus sensible, a besoin
qu'on lui fasse plus grande la somme d'égards qu'on lui
doit, qu'on ménage cette impressionabilité intellectuelle
et nerveuse, qui, pour le physiologiste, est un perfec-

tionnement de l'organisme ; ce sont ces égards, ces soins qui rendront la vie à deux, la vie en société, la vie de famille plus douce, et qui vous montreront quel est le degré de civilisation intellectuelle du médecin dans la vie intime : père de famille, ses devoirs seront d'autant plus sérieux à tous les âges, qu'il ne peut arguer d'ignorance ou d'inexpérience pour les remplir, puisque tous les jours il est appelé à les enseigner. Tout médecin qui négligerait l'éducation physique, morale et scientifique de ses enfants, serait un monstre d'égoïsme dont, fort heureusement, il y a peu d'exemples, et dont j'espère il y en aura moins encore, car la science des obligations qu'impose la famille est celle qui commande les devoirs les plus doux et les plus sérieux. Le médecin des pauvres, plus que tout autre, est appelé à rendre de véritables services à l'État ; vivant au milieu d'hommes dont il voit de près les misères et les souffrances, souvent prêtes à jeter l'exaspération dans ces âmes dépourvues de toutes consolations, comme un père, par un mot de sympathie et de consolation, il a bientôt calmé ce ressentiment que la douleur excite, et rappelé ces hommes à leur dignité et au respect d'eux-mêmes, et quand cette foule aveugle, comme un serpent affamé, est prête à s'enrouler autour de la ville pour l'étreindre de ses anneaux endoloris par la douleur et la misère,

que sa main panse les plaies du corps, que sa bouche
verse dans ces âmes, dont un moment de délire a troublé
la raison, des paroles de sympathie, de consolation, de
raison, bientôt tout rentre dans le calme, et le peuple,
ce grand malade, revenant à la santé physique et morale, revient aussi à la raison. Voilà l'influence salutaire
du médecin des pauvres qui comprend ses devoirs
comme citoyen.

Le médecin doit avoir une espèce d'inspiration indi-
viduelle, un instinct qui indique une aptitude, une intelligence naturelles, un jugement sain; ces qualités
sont un don de la nature à quelques êtres privilégiés;
vous les reconnaîtrez à ce regard fixe et scrutateur qui,
couvant le malade, cherche à arracher à l'organisme le
secret de ses désordres; à celui-là n'échappent point
des secrets que laissent passer les hommes qui n'éprou-
vent point ce mystérieux bonheur qui consiste à développer son jugement et son intelligence. Les sens eux-
mêmes ont besoin d'être perfectionnés, car l'oreille qui
cherche à sentir et à classer les bruits qui dans la poitrine
du malade écrivent en grosses lettres son mal, les décou-
vrira d'autant mieux qu'elle sera plus exercée, plus délicate; le toucher fera sentir, dans la profondeur des
organes, d'autant mieux les lésions, que les papilles ner-

veuses sauront mieux sentir, seront plus développées.
Maître de ses sens comme de son intelligence, le médecin portera un diagnostic plus sûr, et saura mieux
prévoir ce qui adviendra pour y parer.

Dans les applications journalières que le médecin
fait de la science à ses malades, le public n'a point de
contrôle possible; aussi celui-ci doit-il recourir aux
hommes dont la moralité est la plus sévère, et cette absence même de contrôle impose au médecin, à l'égard
de ses malades, de nouveaux devoirs. Quand, au milieu
des dangers, le malade aura accordé au médecin cette
confiance absolue qui naît du respect instinctif qu'in-
spire l'homme qui comprend la religion de son minis-
tère, ce sera pour lui une douce récompense qui le
rendra encore plus sévère envers lui-même et assurera
à la société les bienfaits de la science.

Le médecin ne doit point compter sur la reconnaissance de ses malades. Peu savent apprécier ce que vaut
un homme tel que je le dépeins. Quand par un peu
d'or, ils ont acheté sa science, son dévouement et ses
vertus, ils se croient largement quittes : croyez-le bien,
le dévouement d'un homme qui consacre sa vie à la

science et à ses devoirs, ne s'achète ni ne se paye avec de l'or; un sentiment de reconnaissance, de respect, d'estime pour celui qui, comme un second père, rend la vie à l'être qui vous est cher, voilà la vraie monnaie dont on paye l'homme de bien : celle-là est rare, mais aussi elle est doublement précieuse quand on la rencontre; aussi doit-on s'habituer à n'y point compter.

Le premier des devoirs du médecin qui regarde sa profession comme un sacerdoce est de ne jamais refuser ses soins à qui vient les réclamer; il ne doit point faire de la médecine une science de cabinet, il doit en faire un instrument de bienfaisance et de charité, la mettre au service des hommes au milieu desquels il vit. Toute distinction de rang, de fortune doit disparaître; il ne doit plus voir que l'homme qui souffre et qu'il peut soulager; il doit ses soins avec l'impartialité la plus rigoureuse et la plus absolue, car il s'agit de la vie de son semblable, et ici Dieu a mis les hommes sous le même niveau de la souffrance. La seule loi qu'il doit s'imposer, c'est de commencer par le plus gravement atteint, dans la distribution des secours de son art. Partout, le médecin ne doit voir dans l'homme qui souffre qu'un malade à soulager : études, repos, plaisir, tout doit être subordonné à cet intérêt sacré. Il doit apporter dans l'examen du malade les lois de la méthode la plus stricte et la plus sévère; et quand, doué d'un instinct spécial, il pourrait se dispenser de cet examen minutieux, il doit s'y livrer encore pour tranquilliser sa conscience, pour ne rien laisser échapper, pour satisfaire à ce désir si naturel du malade qui, au plus haut degré, a besoin qu'on s'occupe de lui. Il doit écouter avec patience le malade qui lui raconte ses douleurs, car savoir écouter celui qui souffre, c'est déjà le consoler, et il semble au malade que, le médecin s'identifiant à ses souffrances, il souffre déjà moins, et acquiert plus d'espérance pour son soulagement. C'est surtout le pauvre qu'il faut patiemment écouter; celui-là, dépourvu de parents, d'amis, doit trouver cette consolation, qui ne manque pas au riche, dans l'âme généreuse du médecin qui sympathise à ses douleurs et qui est souvent le seul homme devant lequel il puisse verser ses souffrances, le seul homme qui le comprenne : là déjà vous aurez fait bien du bien. C'est surtout devant ces cruelles maladies qui font le désespoir de la science, que le médecin doit, par toutes les ressources d'une charité sincère, remédier à l'insuffisance des moyens de son art en entretenant jusqu'au dernier moment l'espérance chez les malheureux que l'incurabilité condamne à une mort certaine.

La discrétion la plus absolue doit être l'une des vertus du médecin. En effet, en sondant les replis du cœur
humain il devient dépositaire de secrets dont peut dé-
pendre la tranquillité intérieure ou l'avenir de certains ;
là plus que jamais il doit peser ses paroles et ses actions pour ne point trahir les secrets qu'il a découverts
ou qu'on lui a confiés, car souvent le bonheur, la paix,
la sécurité des familles reposent sur cette discrétion absolue.

La femme est douée d'une exquise sensibilité, qui
est d'autant plus grande qu'elle est plus soumise à une
vie sédentaire. Cette sensibilité et sa constitution l'ont
rendue sujette à un plus grand nombre d'affections ;
cette exquise sensibilité, ces souffrances plus nom-
breuses auxquelles elle est soumise, commandent bien
plus impérieusement la sympathie et la pitié.

La femme a donc besoin, par cela même qu'elle a
plus de tact, plus de perspicacité, de plus d'égards, de
délicatesse et de consolations qui parlent à l'âme ; car
elle voit dans le médecin un ami à qui elle a accordé sa
confiance, et le médecin, pour se montrer digne de cette

confiance, doit être irréprochable dans sa vie passée et ses mœurs, sévère et moral dans sa vie actuelle.

Une mère vient pour son enfant lui demander ses soins; il doit y mettre un noble empressement, car rien n'est-il plus respectable que cette sollicitude d'une mère pour son enfant qui souffre? Il faudrait avoir un cœur bien dépravé, pour ne pas s'identifier à ce doux sentiment d'intérêt que doivent exciter en nous, d'une part, la sollicitude de la mère, de l'autre, la faiblesse de l'enfant qui réclame protection et sollicitude.

En même temps que le médecin parlera avec douceur à la femme qui est malade, il devra toujours, à son égard, se montrer plein de réserve et de circonspection : sa pudeur est une chose qui doit lui être sacrée; il ne devra soulever les voiles qui la couvrent que quand il y aura une nécessité absolue, éviter toutes les questions pénibles et les faire aux personnes qui, entourant la malade, sont dans sa confidence.

C'est surtout dans les soins qu'il doit aux jeunes filles que le médecin évitera toute demande, tout examen qui n'est pas strictement nécessaire. C'est auprès de la mère qu'il doit s'enquérir de ces mille et une petites questions qui gênent la susceptibilité de ces âmes neuves et innocentes.

Près du vieillard, le médecin doit encore être assidu ; il ne doit point voir en lui une machine qui, usée, ne peut plus servir l'âme qui la dirige, il doit, au contraire, éprouver un certain respect, un sentiment de pitié en face cet amour de la vie que ne détruit point dans le cœur de l'homme l'âge le plus avancé. Le vieillard veut d'autant plus vivre qu'il sent la vie plus près de lui échapper, et chaque jour il veut reculer le terme que la nature lui a marqué.

Respectons ce sentiment, mais ne cherchons point à endormir le vieillard sur ce jour qui doit être le réveil du sommeil dont la vie est le songe ; car, en même temps que la mort approche, elle impose des devoirs sacrés, ceux d'abord de mourir chrétiennement, de réconcilier son âme avec Dieu, de ne point laisser après soi de traces pénibles d'avoir passé en ce monde, puis de laisser un pieux et agréable souvenir pour le bien qu'on aura fait. L'homme qui sait qu'on dit de lui : Il est bien malheureux que cet homme soit venu au monde ; celui là est bien malheureux, car les remords le poursuivront sans cesse, même à son réveil en l'autre monde : un peu de bien coûte si peu à faire, et allége tant et si doucement la conscience de celui qui l'a fait, que, même par égoïsme, l'homme devrait être homme de bien.

Quand les ressources de l'art sont épuisées, voilà la morale que le médecin doit prêcher; il doit lui montrer que la mort n'a rien de redoutable aux yeux de la raison; ce qui la fait craindre, c'est de quitter les êtres qu'on chérit. Ceux que la mort effraye, ce sont ceux qui, toute leur vie, ayant été des hommes faibles, ont sans cesse éprouvé le besoin de faire le mal; à ce moment je conçois qu'ils regrettent leur passé qui n'est plus; pour l'esprit sage, pour la conscience pure, pour l'homme de bien, celui dont la présence seule semble purifier ce qui l'entoure, la mort est le soir d'un beau jour qui excite en lui le besoin de se reposer de la vie comme d'un long travail. Voilà la manière dont le médecin doit amener le vieillard à envisager la mort, voilà l'enseignement qu'il doit donner : pour cela, il faut être honnête homme soi-même.

En examinant les rapports qui existent entre les maladies et les idées qu'elles donnent au moribond, l'homme de l'art puisera des vues utiles pour rendre heureux les derniers moments de ceux pour lesquels il a lutté corps à corps, pour ainsi dire, contre le génie du mal ; il faut qu'il réunisse toutes ses ressources pour améliorer le dernier terme de la vie, comme un poëte dramatique rassemble tout son génie pour embellir le dernier acte de sa pièce.

Il faut qu'au jour de séparation le malade sente que dans la vie nouvelle qui va s'ouvrir devant lui, il emporte le souvenir qu'il laisse en ce monde un ami dans son médecin, et le médecin un être de plus qui lui est reconnaissant : adoucir les derniers moments du malade dont l'état a surpassé le pouvoir de l'esprit humain n'est pas une vaine science, c'est un des devoirs qui concourent au but du médecin qui est homme de bien : soulager et consoler.

Tel est, en peu de mots, la manière dont le médecin doit se comporter dans sa vie ; tels sont les devoirs qu'il doit remplir envers lui, envers la science, envers ses malades, quels que soient leur âge, leur sexe, envers la famille et l'État ; sa mission est un véritable sacerdoce ; et malgré que ce ne soit ici qu'une bien courte ébauche,

elle ne nous en est pas moins dictée par une intention
honnête.

La critique bien sûr y trouvera beaucoup à dire ; nous
lui demandons un peu d'indulgence en faveur du but
qui nous a inspiré cette profession de foi. Toute notre
vie cette conduite nous a attiré l'estime de ceux qui nous
ont connu, c'est celle que nous a enseignée la morale la
plus belle et la plus pure, celle du christianisme : Faites
à autrui ce que vous voudriez qu'on vous fît. Puisque
l'expérience nous a appris que c'est la véritable voie qui
conduit à la quiétude de l'âme, persistons dans le noble
but de notre profession, aimer, soulager et consoler
notre semblable, et nous demandons plus que jamais
l'estime et le concours des gens de bien pour accomplir
le noble but de notre noble et sublime profession, en-
visagée au point de vue de l'art, de la science et de la
morale.

FIN

Paris. — Typ. de Mme Ve Doudey-Dupré, rue Saint-Louis, 45.